AF321396

DU

FORCEPS A TRACTION SOUTENUE

ET

A PRESSION PROGRESSIVE

PAR

M. CHASSAGNY,

MEMBRE DE LA SOCIÉTÉ IMPÉRIALE DE MÉDECINE DE LYON

(Lettre a M. le docteur Pajot).

LYON.

IMPRIMERIE D'AIMÉ VINGTRINIER

Quai Saint-Antoine, 35

1861.

DU

FORCEPS A TRACTION SOUTENUE

ET A PRESSION PROGRESSIVE.

———

Monsieur et très-honoré confrère,

J'aurais désiré bien vivement reprendre avec vous l'entretien commencé à votre cours et interrompu rue de l'École de médecine, le temps ne me l'a pas permis, mais j'espère que vous trouverez la question assez importante pour excuser mon insistance à y revenir.

J'ai eu l'honneur de vous soumettre un nouveau forceps, et en même temps un appareil destiné à remplacer les tractions à la main, à les rendre plus douces, plus régulières, à armer en un mot l'accoucheur d'un moyen qui lui permît de faire de l'opération la plus grave, la plus aléatoire, une opération réglée et presque mathématique.

Cet appareil n'a pas eu le bonheur de mériter vos sympathies et vous avez foudroyé le pauvre médecin de province, qui vous faisait la part d'autant plus belle qu'il s'interdisait toutes représailles.

Lorsqu'à ma méthode vous opposiez celle de la *céphalotripsie répétée*, j'aurais pu vous objecter l'opinion de

douze médecins d'une certaine valeur, qui dans une réu-
nion où votre observation leur était soumise, ont été una-
nimes à blâmer le procédé et à le considérer comme dangereux. Je ne l'ai pas fait, et je m'en félicite ; devant des
élèves, le caractère du professeur doit être sacré.

Cependant cette réplique aurait pu vous montrer le
danger des opinions préconçues et des appréciations trop
hâtives, car je ne doute pas que vous n'ayez pour défendre
votre méthode des raisons à vos yeux aussi bonnes que
celles que je puis invoquer à l'appui de la mienne.

Vous apportez, Monsieur, dans l'examen des questions
une intelligence d'élite, une imagination vive, un coup
d'œil rapide, un jugement sûr et exercé ; mais par cela
même vous doutez si peu de vous, que vous rendez des
jugements sans appel et vous n'avez pas même souci de
vous ménager la possibilité d'un retour. Mais si au point
de vue de l'intelligence vous avez les défauts de vos qualités,
au point de vue du caractère vous me paraissez avoir les
qualités de vos défauts.Si vos allures sont décidées et har-
dies jusqu'à paraître brusques et cassantes, en revanche il
y a chez vous quelque chose de sympathique et d'entraî-
nant, il y a surtout un tel air de franchise et de loyauté
qu'on se sent tout disposé à en appeler de M. Pajot,
fougueux, primesautier, jugeant sur ses premières impres-
sions, à M. Pajot, calme, réfléchi et étudiant à fond une
question dans le silence du cabinet.

Je reprends donc avec assurance la discussion au point
et dans les termes où vous l'avez vous-même posée.

« Monsieur, m'avez-vous dit, dans une application de
forceps je n'emploie jamais toute ma force, je tire modé-
rément ; si rien ne vient, je retire mon instrument ; une
heure ou deux après, je fais une nouvelle réapplication
sans me livrer à de plus grands efforts, et alors je prends
un parti carrément, je sacrifie l'enfant, qu'il soit vivant
ou non, je fais la céphalotripsie et j'ai pour moi l'assenti-

ment de mes confrères, celui des pères et des mères de familles ; je n'ai contre moi... »

Cette phrase résume tout le débat, elle m'a tellement frappé qu'elle est restée stéréotypée dans ma mémoire et que je crois en donner la reproduction textuelle.

Mais êtes vous bien sûr d'avoir l'approbation de tous vos confrères ? Oh ! alors ma tâche serait trop belle, mon rôle serait trop grand ; j'aurais à combattre la barbarie, et dans cette lutte je serais l'apôtre de la civilisation. Mais non, Monsieur, vous auriez contre vous tous les médecins qui, comme moi, se sont trouvés aux prises avec de grandes difficultés, mais qui ne se sont pas laissés rebuter par elles, qui sont sortis de la lutte, brisés par la fatigue, mais qui ont eu souvent pour récompense de leurs efforts, la satisfaction d'avoir sauvé la mère et l'enfant.

En persuadant à des pères de famille que le salut de leur femme est à ce prix, vous pourrez bien en décider quelques-uns à ce douloureux sacrifice ; mais je doute que vous trouviez beaucoup de mères chez lesquelles l'instinct de la conservation ait étouffé l'amour maternel, au point de leur faire accepter, de gaîté de cœur, la mutilation de leur enfant.

Quant à l'opinion publique, comment pensez-vous qu'elle accueillerait une semblable profession de foi, se reproduisant au moment où vous rejetez par une fin de non recevoir et sans examen, une méthode qui a pour but d'éviter cette triste nécessité, méthode qui a fait ses preuves et qui ne demande d'autre faveur que d'être sérieusement discutée et publiquement expérimentée.

Mais, vous-même, êtes vous bien fidèle au drapeau que vous arborez si résolûment ? Est-il bien vrai que c'est après de si légers efforts que vous vous résignez à prendre une aussi grave détermination ? ou plutôt, n'auriez-vous pas recours à quelque artifice, pour multiplier vos forces et les multiplier dans une proportion telle, que je ne crains pas d'affirmer que jamais vous n'abandonnez un accouchement sans avoir fait vingt fois plus d'efforts qu'il ne m'en faudrait à moi pour le terminer?

C'est ici, Monsieur, que je réclame toute votre attention, car nous pénétrons dans le vif de la question.

Vous êtes grand partisan des mouvements de latéralité, appliqués à la traction du forceps. Attaquer ces mouvements, en discuter la valeur, c'est toucher à l'arche sainte, c'est risquer de passer à vos yeux pour *arriéré*. Cependant vous les expliquez par une théorie que je ne saurais admettre : vous les comparez à la manœuvre que l'on emploie pour arracher un clou d'une planche. A l'observation que je vous ai faite que ces mouvements pour arracher un clou, un pieu, avaient pour but de tasser les fibres du bois, de tasser la terre, d'agrandir le trou, vous m'avez répondu que le même phénomène se passerait dans toute autre substance, dans du marbre par exemple. Dans ce cas, vous seriez encore dans le vrai, car si le marbre ne se tasse pas, il se pulvérise. Mais essayez de planter ce clou dans de l'acier, et alors il ne vous restera qu'à le tirer autant que possible dans la direction de son axe ; tout autre mouvement aurait pour résultat inévitable d'en amener la rupture et de vous démontrer que les mouvements de latéralité et de circumduction ne sont rationnels et ne peuvent produire d'effet utile qu'autant que la substance dans laquelle le clou a été implanté, est susceptible d'être agrandie par le tassement ou par l'usure : or tel n'est pas le cas du bassin, telle n'est pas la théorie dont vous vous inspirez.

La véritable explication c'est que, préoccupé avant tout et en dehors de toute théorie, d'éviter les *échappées* qui se produisent si facilement pendant les tractions directes, cherchant instinctivement à multiplier vos forces pour en pouvoir limiter l'étendue, vous convertissez votre forceps en un des agents les plus puissants de la mécanique, vous en faites un levier du premier genre : et lorsque vous portez son manche à gauche, c'est pour chercher dans le point correspondant du bassin un point d'appui qui vous permette de vaincre la résistance à droite ; vous reportant ensuite de ce côté, vous cherchez par une manœuvre inverse, à faire avancer le côté gauche, et ainsi de suite. Or si vous tenez compte de la longueur du levier, du peu de distance qui sépare le point d'appui de la résistance, de la force que vous appliquez à la puissance, vous demeurerez certainement convaincu que je suis resté bien audessous de la vérité, dans l'évaluation que j'ai faite de la puissance que vous déployez.

Mais comment se fait-il que disposant de forces aussi considérables, vous rencontriez des résistances invincibles et que la crâniotomie soit si souvent l'*ultima ratio* des accoucheurs modernes? C'est que la plus grande partie de ces forces est dépensée en pure perte et sans produire d'effet utile; c'est que vous avez un point d'appui précaire et instable; c'est que, lorsque vous rencontrez une résistance un peu forte, vous glissez sur ce point d'appui et vous faites rentrer dans le bassin ce que la manœuvre précédente avait dégagé.

Si la plupart de ces mouvements n'atteignent pas leur but, ils ont encore un inconvénient plus grave, c'est qu'ils sont éminemment dangereux.

En examinant mon appareil, vous avez tremblé en pensant à la compression que devaient subir la matrice et la vessie ; mais lorsque vous faites ces mouvements de latéralité, lorsque vous faites alternativement avancer le front et l'occiput, lorsque vous faites pivoter les pariétaux entre l'angle sacro-vertébral et la face postérieure de la symphyse pubienne, oubliez-vous donc que cette matrice et cette vessie sont interposées entre la tête et le bassin ?

Si je comprime ces organes, je ne le fais que dans un sens ; ils subissent une pression analogue à celle que produit un laminoir qui serre et ne déchire pas, tandis qu'au contraire la compression à laquelle vous les soumettez est accompagnée de torsion et constitue un véritable broiement, une véritable trituration.

Quelque forte que soit la pression produite par mon appareil, elle ne dépasse jamais les limites de ce qui est rigoureusement indispensable ; elle est à peu de chose près identique à celle que ces organes sont appelés à supporter conformément au but providentiel de la nature. Avec les mouvements de latéralité, au contraire, chacun de ces mouvements, qu'il soit ou non avorté, qu'il concourre ou non à faire avancer la tête, produit toujours ce plissement, cette torsion, cette force érosive qui ne justifient que trop la conduite de ceux qui, comme vous, limitent la durée et le nombre de leurs applications.

Si les escharres, les déchirements de la matrice, les fistules vésico-vaginales sont des accidents qui accompagnent fréquemment les applications de forceps, je ne doute pas que l'on ne doive les attribuer souvent à la manière dont a été faite cette application. Si, dans une pratique de près de 24 ans, je n'ai pas eu à déplorer un seul accident de ce genre, je crois ne pas le devoir à autre chose qu'à mon abstention presque complète de ces mouvements de latéralité pour lesquels j'ai toujours eu une instinctive répulsion alors même que je ne m'étais pas comme aujourd'hui rendu un compte exact de leur mécanisme.

Ce n'est pas seulement à l'endroit des parties molles que vous avez manifesté vos craintes ; dominé par cette idée que je vais employer une force immense et incommensurable, vous avez paru redouter même la rupture des attaches ligamenteuses du bassin. Les expériences de M. Joulin ont victorieusement démontré quelle résistance ces organes pouvaient opposer à une pression excentrique bien dirigée ; j'ai établi, dans le travail que j'ai eu l'honneur de vous soumettre, que ces ruptures des symphyses avaient bien plus de chances de se produire dans les applications faites par la méthode ordinaire, et je pense qu'il serait difficile de contester le mécanisme par lequel je les ai expliquées.

J'avais avancé que jusqu'ici une application de forceps était une opération dangereuse, je crois avoir prouvé ces dangers : il me reste à établir que cette opération est essentiellement aléatoire, qu'elle est soumise à toutes les chances du hasard et de l'imprévu.

Lorsque vous vous décidez à appliquer le forceps, vous reconnaissez implicitement l'insuffisance de la nature, et cependant que faites-vous si votre application ne réussit pas ? Vous réhabilitez de nouveau cette nature que vous veniez de mettre en suspicion, vous pensez qu'elle peut bien avoir en réserve quelque ressource que vous n'aviez pas bien appréciée, vous la réintégrez dans la plénitude de ses droits, et souvent l'événement justifie vos prévisions ; s'il n'en est pas ainsi, vous faites une deuxième application ; beaucoup de vos confrères marquent un nouveau temps d'arrêt, puis en font une troisième.

Si à mon point de vue et avec mes ressources je ne puis m'associer à une pareille manière d'agir, je dois pourtant reconnaître que dans l'état actuel de la science, elle est la seule logique, la seule praticable ; mais je la retiens comme une preuve de vos hésitations, de vos tâtonnements, comme un aveu de l'incertitude de vos procédés, me réservant de m'en faire une arme contre vous et contre tous ceux qui, après avoir ainsi joué à tête ou pile la suprématie de l'art ou de la nature, se croiraient encore fondés à affirmer qu'ils possèdent un moyen infaillible d'apprécier les résistances.

Vos objections ne m'ont ni surpris ni blessé, elles étaient dans l'ordre des choses, et, d'ailleurs, à la forme près, elles n'étaient que l'écho de toutes celles que je me suis faites à moi-même avant de mettre mon œuvre à exécution. Du reste, je comprends et j'excuse les répulsions spontanées, les révoltes instinctives contre cette *apparente* prétention de remplacer par une machine toutes les qualités que l'on avait cru jusqu'ici indispensables pour mener à bonne fin une application de forceps un peu difficile, de faire passer dans la main du premier élève venu plus de tact, plus d'adresse, plus d'infaillibilité que ne saurait en avoir le praticien le plus consommé, de faire enfin table rase de tous les préceptes si savamment élaborés, pour les remplacer par cette simple formule : Tournez une manivelle.

Cependant ces préventions ne sauraient résister au plus léger examen. En effet dira-t-on que l'intelligence a abdiqué parce qu'elle nous exonère de fatigues auxquelles notre éducation nous a si peu préparés? N'aura-t-elle pas plutôt grandi de tout ce que lui enlevaient ces préocuppations matérielles? Aurons-nous dérogé parce que nous aurons permis à la mécanique d'intervenir et d'apporter son cachet de précision dans une opération qui est entièrement soumise aux lois de cette science? Dans notre ère d'émancipation, les médecins seuls devraient-ils être réduits à l'usage exclusif de leurs mains, et seraient-ils condamnés à donner le triste spectacle ou de leur faiblesse, ou de la mauvaise ordonnation de leurs forces, alors que dans toutes les industries les ouvriers sont appelés à n'être que les aides intelligents des machines qui exécuteront pour eux leurs plus rudes labeurs?

C'est donc en vain qu'on évoquera ce fantôme de force brutale, aveugle, inintelligente, et qu'à travers le prisme de l'imagination on cherchera à grossir cet épouvantail. Pour quiconque voudra se donner la peine de réfléchir, il est évident qu'une force qui ne se développe qu'avec la plus excessive lenteur et à l'aide de deux ou trois doigts seulement, doit être plus facile à diriger et doit opérer avec moins de violence qu'une force agissant brusquement, instantanément et se produisant par le concours des muscles les plus puissants de l'économie. Contester ce fait, ce serait nier l'évidence, ce serait prétendre que l'ouvrier qui soulève un bloc de pierre à l'aide d'une machine, en est moins maître, en apprécie moins bien les résistances que s'il pliait sous le fardeau, sans autre secours que celui de son appareil musculaire.

Mais s'il y a un certain avantage à être maître de ses efforts, à les diriger, à les *doser* à son gré, à éviter cet antagonisme entre deux forces dont l'une tend à tirer, tandis que l'autre s'organise pour résister, il en est un autre, et bien plus grand, celui de diminuer dans une proportion considérable la somme de ces efforts.

Quelque paradoxale que puisse paraître une semblable proposition, les chiffres sont là avec leur irrésistible éloquence pour en établir la justesse.

En effet, dans les accouchements les plus difficiles, dans celui qui fait l'objet de la seconde observation de mon mémoire, où j'ai pu, en brisant la base du crâne, faire passer une tête de volume ordinaire dans un diamètre sacro-pubien de 6 centimètres, la force déployée n'a jamais dépassé vingt-cinq kilogrammes.

Si j'ai réussi à vous démontrer la cause de vos insuccès malgré l'énormité de vos efforts, il me reste maintenant à mettre la théorie d'accord avec les faits, en montrant comment, avec des forces relativement si minimes, on peut produire d'aussi grands résultats.

Cela s'explique non seulement par la nature de ces forces, par leur action soutenue, par la fixité du point d'appui, par l'absence de toute déperdition, mais encore et surtout par l'infailliblité de leur direction.

Pour bien comprendre cette dernière proposition, il est indispensable de se reporter aux conditions du problème que l'on se propose de résoudre par l'application du forceps ; si je ne me trompe, ces conditions sont celles-ci :

Etant donné un corps, lui faire parcourir avec le moins de force possible un trajet curviligne.

Ceci posé, il est évident que ce corps et toutes ses dépendances devront parcourir une ligne parfaitement concentrique à la courbe du canal dont il doit suivre les sinuosités ; or, le forceps devenant une dépendance de la tête, l'extrémité de ses manches devra parcourir une ligne exactement concentrique à la courbe du bassin.

Mais quel est l'accoucheur qui pourrait se flatter de se faire une idée exacte de chaque bassin, de reconnaître d'avance tel ou tel changement de direction, de manière à diriger sûrement l'extrémité de son forceps suivant une ligne fictive correspondant exactement à des courbures qui sont sujettes à tant de variations? Et dès lors, pour peu qu'il s'éloigne de cette direction — ce qui, pour lui, est chose si facile, grâce à la longueur du levier dont il dispose — ne comprenez-vous pas tous les frottements qui vont être créés contre les parois de ce canal, frottements aussi dangereux pour ces parois que nuisibles au succès de l'opération ? Ne voyez-vous pas que l'on s'y prend pour résoudre ce problème (permettez-moi de reprendre ma comparaison du bateau) de la même manière que celui qui, voulant faire tirer un bateau par un cheval marchant sur le bord d'une rivière, et lui faire suivre l'axe de cette rivière, l'attacherait à l'aide d'une tige inflexible formant avec lui un angle invariable ? N'est-il pas évident que, dans ce cas, le bateau sera bien vite attiré vers la berge contre laquelle il frottera d'autant plus que la ligne de traction différera davantage de l'axe de la rivière, d'autant plus surtout que l'agent de traction sera fixé plus près de la proue ?

Si donc le marinier, pour éviter ces obstacles, rapproche du centre son point d'attache et se sert comme instrument de traction d'un organe flexible, la voie de l'accoucheur n'est-elle pas toute tracée? ne devra-t-il pas aussi attacher son forceps aussi près que possible du point où les arcs de cercle ont le moins d'étendue, c'est-à-dire le plus près possible de la tête, et l'attacher de manière à ne pas rendre invariable l'angle formé par la ligne de traction et la ligne de direction? Dès lors, la tête ne saurait être entraînée hors de la voie qui lui est tracée par le canal qu'elle doit parcourir ; les efforts de traction deviendront les véritables succédanés des efforts expulsifs de la nature et ne seront pas dépensés en frottements inutiles et dangereux contre les parois de ce canal ; quiconque alors aura été témoin de ce résultat demeurera convaincu que mon instrument n'a pas été créé pour multiplier les forces de l'accoucheur, mais bien pour les diriger, pour lui en donner la facile administration, et surtout pour le préserver contre ses propres excès.

Il est une dernière objection que j'aurais pu passer sous silence comme ayant trop évidemment devancé la réflexion, mais je dois détruire l'impression qu'elle n'a pu manquer de produire sur l'imagination de votre jeune auditoire. Pour témoigner de toute l'énergie de vos répulsions, pour me faire sentir l'immensité de mon erreur, vous vous êtes résumé en cette foudroyante apostrophe : « Un treuil, Monsieur ! un treuil ! jamais ! le treuil est banni de l'obstétrique des animaux ; les vétérinaires intelligents l'ont rejeté de leur pratique. »

J'aime beaucoup les comparaisons, je trouve qu'elles apportent à l'argumentation une force et une vigueur irrésistibles, mais à une condition : c'est qu'elles soient justes, que les termes en soient parfaitement adéquats. Or, en est-il ainsi dans l'espèce? Le treuil a-t-il été appliqué chez les animaux d'une manière conforme ou seulement analogue à celle que je propose ? A-t-il été appliqué à la traction du forceps ? Son application a-t-elle jamais constitué une méthode sérieuse, rejetée après une sérieuse expérimentation ?

Il résulte de renseignements pris auprès du savant Directeur de notre École vétérinaire, que les applications de forceps sont très-rares chez les animaux ; que la plupart des dystocies nécessitent des versions podaliques ou céphaliques, et que, le plus souvent, ces opérations sont faites soit avec les mains, soit à l'aide des lacs. La présentation normale de la tête étant constituée par la présence du museau en avant, il arrive quelquefois que ce museau est retenu soit contre le sacrum, soit contre la symphyse pubienne ; il faut alors aller le dégager ; c'est là la manœuvre la plus fréquente, et souvent on l'exécute avec un lac. Que des paysans grossiers aient eu l'idée de suppléer à l'insuffisance de leurs forces en enroulant ce lac au treuil d'une charrette ou d'un pressoir, cela ne saurait constituer une méthode, et il n'est pas étonnant que les vétérinaires instruits répudient un semblable procédé. En vérité, je ne crois pas mériter l'injure d'une pareille assimilation.

Je pense avoir réfuté toutes les objections que vous m'avez opposées ; l'expérience aura à répondre à celles que je pourrais avoir omises ; mais, pour que des expériences soient instituées, j'ai à briser bien des scrupules, à vaincre bien des résistances, à dissiper bien des terreurs. J'ai surtout à écarter les obstacles créés par une parole aussi autorisée que la vôtre ; je dois en appeler d'une condamnation formulée si péremptoirement devant un auditoire sympathique, entraîné et si bien disposé à donner à la parole du maître le plus grand retentissement. Mais, comme la lance d'Achille, la publicité guérit les blessures qu'elle a faites. J'espère que vous ne trouverez pas mau-

vais que je lui confie le soin de ma défense ; je me ferai
un plaisir et un devoir d'enregistrer la réponse dont, je
l'espère, vous voudrez bien m'honorer ; si cette réponse
m'apportait, non pas une adhésion (le temps seul peut
amener ce résultat) mais un retour à une appréciation
moins sévère, je pourrais considérer ma cause comme
gagnée. Ainsi autorisées, les expériences se multiplieraient,
d'autant plus concluantes que, j'y serais plus étranger,
et bientôt les faits deviendraient assez nombreux pour
qu'on pût en tirer des conclusions qui, comme vous
me le faisiez très-bien observer, ne doivent jamais être
prématurées. Si, au contraire, je n'avais pas eu le bonheur
d'ébranler vos convictions, je continuerais ma croisade
et peut-être trouverais-je encore quelques arguments à
opposer aux nouvelles objections que vous voudriez bien
me soumettre.

Dans tous les cas, Monsieur, je vous prie de voir dans
la publication de cette lettre, non le besoin d'une bruyante
et stérile publicité, mais le désir sincère d'éclairer la question et, en provoquant des expériences sérieuses, d'écarter
les obstacles qui pourraient s'opposer à la vulgarisation
d'une idée que je crois bonne et qui, de l'aveu de tous
ceux qui ont été témoins de mes premiers essais, est
appelée à rendre les plus grands services. J'espère surtout
que vous ne la considèrerez pas comme une agression
personnelle, mais au contraire, comme un hommage rendu
à votre profond savoir, comme une preuve de l'importance
que j'attache à vos appréciations, et de la haute opinion
que je me suis faite de l'élévation de votre caractère et de
votre honorabilité.

Veuillez agréer, Monsieur, etc.

Dr M. Chassagny.